BEI GRIN MACHT SICH IHR WISSEN BEZAHLT

- Wir veröffentlichen Ihre Hausarbeit, Bachelor- und Masterarbeit

- Ihr eigenes eBook und Buch - weltweit in allen wichtigen Shops

- Verdienen Sie an jedem Verkauf

Jetzt bei www.GRIN.com hochladen und kostenlos publizieren

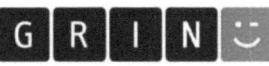

Das Geschäftsmodell von "retail clinics". Leistungs-, Kunden- und Finanzmanagement

Julia Zakel

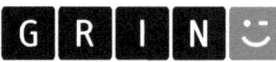

Bibliografische Information der Deutschen Nationalbibliothek:

Die Deutsche Nationalbibliothek verzeichnet diese Publikation in der Deutschen Nationalbibliografie; detaillierte bibliografische Daten sind im Internet über http://dnb.d-nb.de abrufbar.

ISBN: 9783346302670
Dieses Buch ist auch als E-Book erhältlich.

© GRIN Publishing GmbH
Nymphenburger Straße 86
80636 München

Druck und Bindung: Books on Demand GmbH, Norderstedt Germany
Gedruckt auf säurefreiem Papier aus verantwortungsvollen Quellen

Das vorliegende Werk wurde sorgfältig erarbeitet. Dennoch übernehmen Autoren und Verlag für die Richtigkeit von Angaben, Hinweisen, Links und Ratschlägen sowie eventuelle Druckfehler keine Haftung.

Das Buch bei GRIN: https://www.grin.com/document/960122

Name, Vorname:	Zakel, Julia
Modul:	Gesundheitsmanagement 2
Studiengang:	Master Prävention und Gesundheitsmanagement
Datum Präsenzphase:	17.-20. August 2020
Studienort:	München
Aufgabe:	Beschreibung des Sachverhaltes: Das Geschäftsmodell „retail clinics"

Inhaltsverzeichnis

1 Konzeptioneller Bezugsrahmen

1.1 Ansätze zur Analyse von Organisationen im Gesundheitswesen

Neben der „Analyse nach Sachfunktionen" existiert ein weiterer konzeptioneller Bezugsrahmen zur Analyse von Organisationen des Gesundheitswesens: **Der Geschäftsmodellansatz.** Im Folgenden werden nun die einzelnen Bestandteile des Geschäftsmodellansatzes kurz beschrieben (Dietrich, 2019, S. 41). Der Geschäftsmodellansatz besteht aus 5 Teilmodellen:

Das Leistungsmodell

Wird auch als Kernmodell dieses Ansatzes beschrieben und setzt sich aus den Basisleistungen, sowie erweiterten & potenziellen Leistungen eines Anbieters gegenüber verschiedener Anspruchsgruppen/Kunden zusammen (Dietrich, 2019, S.42).

Das Marktmodell

Es umfasst alle Kunden und Anspruchsgruppen, die durch eine Leistung angesprochen werden. Hierzu zählen primäre Bedarfsträger, Nachfrage-Veranlasser, Leistungsfinanzierer, Vertragspartner, sowie Wettbewerber (Dietrich, 2019, S. 42)

Das Produktionsmodell

In diesem Modell wird die tatsächliche Technologie beschrieben, mit der die Leistung erbracht wird. Dazu zählen der Einsatz verfügbarer Ressourcen und Potenziale materieller und immaterieller Art, verschiedene Aktivitäten und Prozesse die getätigt werden, um die Werteerzeugung zu unternehmen, sowie Kooperationen und Partnerschaften die eingegangen werden, um erfolgreich am Wettbewerb teilzunehmen (Dietrich, 2019, S. 45)

Das Kostenmodell

Ist das Abbild der monetären Produktion. Hier geht es um die Deckung des Finanzierungsbedarfs durch Zahlungseingänge (Dietrich, 2019, S.42).

Das Erlösmodell

Beschreibt die Finanzierungsquelle des Geschäftsmodells. Dies beinhaltet alle Regelungen der Einzelvergütung, sowie komplexe Finanzierungssysteme (Dietrich, 2019, S.42).

1.2 Die „Analyse nach Sachfunktionen" - Freiheitsgrade für einen niedergelassenen Arzt in Deutschland

In einer Organisation des Gesundheitswesens fallen verschiedene Managementaufgaben an, die nach der Analyse nach Suchfunktionen in verschiedene Teilbereiche aufgegliedert werden und unterschiedliche Freiheitsgrade besitzen. Im Folgenden soll erläutert werden, welcher dieser Managementbereiche am meisten Freiheitsgrade für einen niedergelassenen Arzt in Deutschland bereit hält. Dabei wird näher auf das Leistungsmanagement, Kundenmanagement und Finanzmanagement eingegangen.

Leistungsmanagement in Arztpraxen

Die erste und wichtigste Anlaufstelle für Patienten mit gesundheitlichen Problemen stellen in Deutschland die niedergelassenen Ärzte dar. Da ein Großteil der deutschen Bevölkerung gesetzlich versichert ist, steht die ambulante ärztliche Versorgung hierbei im Mittelpunkt. Allgemein besitzen Ärzte in Deutschland die Freiheit der Niederlassung und Eröffnung einer Praxis. Voraussetzung dafür ist allerdings die Zulassung als Vertragsarzt. Daher wird die ambulante ärztliche Versorgung auch als vertragsärztliche Versorgung bezeichnet (Dietrich, 2019, S. 73). In Bezug auf rechtliche und strukturelle Rahmenbedingungen und den beruflichen Zugang ärztlicher Berufe lässt sich folgendes sagen: Die Bundesärzteverordnung (BÄO) regelt die Berechtigung zur Ausübung des Arztberufes. Hierbei bedarf es einer staatlichen Genehmigung (Approbation) zur Ausübung ärztlicher Berufe unter der Vorraussetzung eines erfolgreich abgeschlossenen Medizinstudiums. Zusätzlich werden spezifische Kenntnisse in Form einer Facharztweiterbildung erwartet (Dietrich, 2019, S. 74). Ein weiterer Freiheitsgrad, der sich für niedergelassene Ärzte im ambulanten Sektor ergibt, ist die Wahl zwischen verschiedenen Niederlassungsoptionen und Kooperationsformen. Beispiele hierfür sind die Einzelpraxis, Gemeinschaftspraxis (BAG), Praxisgemeinschaft, Medizinische Versorgungszentren (MVZ), und Anstellungen etc. (Dietrich, 2019, S. 74-76). Allerdings gelten gesetzliche Regelungen, weitere rahmensetzende Gesetze, sowie Rechtsverordnungen und Vorschriften für die ambulante Versorgung. Beispiele für Bundesgesetze sind das Infektionsschutzgesetz, das Medizinproduktegesetz, sowie das Arbeitsschutzgesetz, welche eine Praxisbegehung durch das Gesundheitsamt vor Ort begründen können (Dietrich, 2019, S. 77). Außerdem besteht für ambulante Leistungserbringer die Pflicht Mitglied einer Kassenärztlichen Vereinigung (KV) zu werden. Diese gelten als Interessenvertreter der Vertragsärzte und verpflichten sich die vertragsärztliche Versorgung sicherzustellen (Sicherstellungsauftrag, §72 SGBV). Dies geschieht durch Kollektivverträge zwischen Arzt, KV und den Krankenkassen (Dietrich 2019, S. 78). Besondere Voraussetzungen für Vertragsärzte zur Leistungserbringung, wie die Behandlung von Kassenpatienten und die Abrechnung medizinischer Leistungen über die GKV sind die reguläre Zulassung und die Ermächtigung (§§

95 und 98 SGBV & Zulassungsverordnung für Vertragsärzte). Die erste Stufe des Zulassungsverfahrens stellt den Antrag auf die Eintragung in das Arztregister dar, während die zweite Stufe den Antrag auf Zulassung zur vertragsärztlichen Versorgung beinhaltet (Dietrich, 2019, S. 79). Nach erfolgreicher Zulassung hat der Arzt das Recht Leistungen zu Lasten der GKV abzurechnen, zu seinen Pflichten zählen unter anderem die Teilnahme an der vertragsärztlichen Versorgung der Kassenpatienten (§ 95 SGBV), die Behandlungspflicht, Teilnahme am Notdienst, sowie die Einhaltung von mindestens 20 Sprechstunden pro Woche für Kassenpatienten (Dietrich, 2019, S. 80). In § 73 SGBV ist der Umfang der Leistungserbringung der vertragsärztlichen Versorgung festgelegt (Dietrich, 2019, S. 80). Außerdem stellen eine ordentliche Bedarfsplanung, sowie die Qualitätssicherung wichtige Instrumente zur Sicherstellung der ambulanten Versorgung dar (Dietrich, 2019, S. 81-82).

Kundenmanagement in Arztpraxen

Aufgrund des stetigen Wandels im Gesundheitswesen, sowie neuer staatlicher Reformen gewinnen die Begriffe Wirtschaftlichkeit und Effizienz immer mehr an Bedeutung. Dies gilt auch für Arztpraxen, sodass diese zunehmend wie ein mittelständisches Unternehmen geführt werden müssen und Praxisinhaber neben dem ärztlichen Fachwissen auch Managementkompetenzen aufbauen müssen, die während des Medizinstudiums nicht vermittelt wurden (Dietrich, 2019, S. 103). Marketingaktivitäten, wie ein markt- und kundenorientiertes Verhalten nehmen in der ambulanten medizinischen Versorgung eine immer größere Bedeutung ein, aufgrund eines immer kompetitiver werdenden Markt für Dienstleistungen im Gesundheitswesen, sodass Praxisinhaber sich dementsprechend durch konkrete Maßnahmen zu positionieren haben (Dietrich, 2019, S 103). In Bezug auf die Gestaltung des Kundenmanagements im ambulanten Sektor ist folgender gesetzlicher Hintergrund zu beachten: Die Musterberufsordnung für deutsche Ärztinnen und Ärzte (MBO), das Gesetzt gegen unlauteren Wettbewerb (UWG), das Heilmittelgesetzt (HWG), sowie das Teledienstgesetz. Diese rechtlichen Rahmenbedingungen zielen darauf ab, berufswidrige Werbung zu verbieten, Verbraucher zu schützen, sowie einen Missbrauch erfolgreiches Kundenmanagement (Health Care Management) im ambulanten medizinischen Sektor umsetzen zu können, wird zunächst eine Marketingkonzeption für die jeweilige Einrichtung erstellt und beinhaltet im wesentlichen alle Marketing-Ziele, Strategien und konkrete Maßnahmen im Rahmen der konkreten Umsetzung (Dietrich, 2019, S. 105). In der strategischen Positionsanalyse wird zunächst der Ist-Zustand erfasst. Hierbei können Analysekonzepte wie die SWOT-Analyse eingesetzt werden, die das

Marktumfeld, sowie interne und externe Einflüsse näher beleuchtet. Die aus dieser Analyse gewonnenen Ergebnisse sind Grundlage der Marketingkonzeption, die aus drei Teilbereichen besteht: Zielfestsetzung, Entwicklung der Marketingstrategie, sowie ableiten operativer Marketingmaßnahmen. Beispielhafte Zieldimensionen einer Arztpraxis können sein: Kunden gerichtete Ziele, wie Patientenzufriedenheit, Kundenbindung oder Qualitätswahrnehmung. Ein vergrößerter Marktanteil wäre ein Praxis gerichtetes Ziel. Mitarbeiter gerichtete Ziele wären zum einen die Mitarbeiterzufriedenheit, oder deren Motivation (Dietrich, 2019, S. 111). Der Marketing-Mix im Gesundheitswesen setzt sich zusammen durch die Distributionspolitik, Leistungspolitik, Kommunikationspolitik, Kontrahierungspolitik, Ausstattungspolitik und wird durch die Personalpolitik, sowie die Prozesspolitik erweitert (Dietrich, 2019, S. 116).

Finanzmanagement in Arztpraxen

Im Bereich Finanzmanagement in der ambulanten Versorgung ist ein Trend in Bereichen der Organisation zu beobachten. Es sind vermehrt Kooperationen und Vernetzungen festzustellen, wohingegen das Modell der Einzelpraxis zurückgeht. Daher werden Kooperationen auch als Modell der Zukunft angesehen, da es tendenziell immer mehr medizinische Versorgungszentren (MVZs) zu verzeichnen gibt (Dietrich, 2019, S. 138). Diese Veränderungen in der Betriebsgröße haben einen Einfluss auf das Finanzmanagement einer Praxis oder eines MVZs. Als Grundlage der Vergütung von erbrachten Leistungen an gesetzlich Versicherte wird der Einheitliche Bewertungsmaßstab (EBM) als Honorarermittlung in der vertragsärztlichen Versorgung herangezogen (Dietrich, 2019, S. 139). Die Honorarverteilung für niedergelassene Ärzte und Vertragsärzte gestaltet sich durch die von den Krankenkassen für die ambulante Versorgung aller Kassenpatienten zur Verfügung gestellten Gesamtvergütung. Diese wird nochmal unterteilt in die morbiditätsbedingte Gesamtvergütung (MGV) und die extrabudgetäre Gesamtvergütung (EGV) (Dietrich, 2019, S. 140). Nach der quartalsweisen Übermittlung der dokumentierten Leistungserbringung der Vertragsärzte an die Kassenärztlichen Vereinigungen, werden diese auf ihre Richtigkeit überprüft, danach folgt eine Plausibilitätsprüfung, sowie eine Wirtschaftlichkeitsprüfung. Damit soll überprüft werden, ob ein Abrechnungsbetrug vorliegt (Dietrich, 2019, S. 141). Damit die Leistungsmenge der Ärzte nicht beliebig ausgeweitet wird, sind Mengenbegrenzungseffekte durch die Regelleistungsvolumina festgelegt. Das Regelleistungsvolumen (RLV) legt die Leistungsmenge fest, die der niedergelassene Arzt mit der Krankenkasse abrechnen darf. In der privaten Krankenversicherung erfolgt die Vergütung nach Einzelleistungen. Die Gebührenordnung für Ärzte (GoÄ) bestimmt die

Höhe der Vergütung für die erbrachte Leistung an Privatpatienten (Dietrich, 2019, S. 142).

Zusammenfassend lässt sich feststellen, dass in allen der drei Teilbereiche der Sachfunktionen bestimmte Regelungen und Vorschriften gelten, an die sich niedergelassene Ärzte halten müssen und die einen strukturellen Rahmen vorgeben. Gewisse Freiheiten bezüglich der Niederlassung/Eröffnung einer Praxis, der Wahl der Niederlassungsoptionen, oder das Recht bestimmte Leistungen mit den Krankenkassen abrechnen zu können, gelten für niedergelassene Ärzte in Bezug auf das Leistungsmanagement. Jedoch schränken bestimmte staatliche Genehmigungen (Approbationen) oder gesetzliche Regelungen (Bundesgesetze) die Freiheitsgrade in diesem Managementbereich für einen niedergelassenen Arzt ein. Im Bereich des Kundenmanagements sind bestimmte Vorgaben zur Ausgestaltung des Kundenmanagements durch gesetzliche Vorgaben festgelegt und sollen Verbraucher, sowie Patienten schützen. Darüber hinaus besitzt jeder Praxisinhaber und niedergelassene Arzt die Freiheit sich über sein Fachwissen hinaus Managementkompetenzen anzueignen, um die eigene Marketingaktivität in der Praxis zu steigern. In Bezug auf die Ausgestaltung der Marketingkonzeption unterliegt der Praxisinhaber keinen weiteren rechtlichen Vorgaben. Im Bereich des Finanzmanagement ist die Vergütung und Honorarverteilung durch den EBM, GoÄ, MGV, EGV, RLV strikt geregelt.

Daher bietet meiner Meinung nach der Managementbereich Kundenmanagement in Arztpraxen für niedergelassene Ärzte die meisten Freiheitsgrade, weil der Praxisinhaber in der Ausgestaltung frei entscheiden kann, was Aufbau und Inhalt seiner Marketingkonzeption anbelangt.

2 Grundlegende Aspekte von „retail clinics"

2.1 Definition „retail clinics" in den USA

Es ist allgemein bekannt, dass sich das Gesundheitssystem in den USA von dem deutschen Gesundheitssystem unterscheidet, da es in den Vereinigten Staaten keine Absicherung der gesamten Bevölkerung in Krankheitsfällen gibt und somit keine Versicherungspflicht besteht. Daher existieren bislang nur Formen der freiwilligen privaten Versicherung, sowie eine staatliche Unterstützung älterer Bevölkerungsgruppen (Medicare) und einkommensschwacher Bürger (Medicaid). Ein Problem dieses Versorgungssystems besteht darin, dass sich die zuständigen Leistungsanbieter, wie Ärzte oder Krankenhäuser, die den zuständigen Health Maintanance Organizations (HMO) für privat Versicherte angehören, außerhalb der Reichweite dieser Patienten befinden, sodass Betroffene keine andere Wahl haben, als selbst für die Behandlungskosten aufzukommen. Die sogenannten „retail clinics" stellen im Gegensatz dazu eine kostengünstige und schnelle Behandlungsalternative der allgemeinen Bevölkerung in den USA dar (Anonym, 2016).

Unter „retail clinics" versteht man Kliniken innerhalb von Supermarktketten, Einzelhandelsgeschäften oder Apotheken. Speziell lassen sich „retail clinics" wie folgt definieren: „Like urgent care centers, retail clinics offer convenient walk-in care, with extended evening and weekend hours. Located in retail stores, supermarkets, or pharmacies, however, their emphasis is on treating a limited number of low-complexity acute conditions, as well as providing select preventive health care services, such as vaccinations" (Anonym, 2016). Die Besonderheiten der „retail clinics" in den USA liegen insbesondere darin, dass Patienten außerhalb von Krankenhäusern oder Arztpraxen eine medizinische Behandlung in Anspruch nehmen können und diese für jeden Kunden leicht zugänglich sind. Die Versorgung erfolgt meist durch Krankenschwestern, Krankenpfleger oder einem Arzthelfer (Rand Corporation, 2016). Der besondere „retail"-Aspekt des Angebots setzt sich wie folgt zusammen: großzügige Öffnungszeiten auch in späten Abendstunden und am Wochenende sind charakteristisch für „retail clinics" in den USA und repräsentieren den American Way of Life (Gerste, 2007). Des Weiteren bieten die ambulanzähnlichen Einrichtungen niedrige Preise für alle Kunden an und werben mit geringen Wartezeiten, sowie Schnelligkeit in der medizinischen Versorgung. Ein gutes Beispiel hierfür ist der Werbeslogan von MinuteClinic: „You're sick. We're quick!" (Gerste, 2007). Das Behandlungsspektrum spiegelt sich in einem überschaubaren und landesweit einheitlichen Angebot an medizinischen Leistungen wider und richtet sich hauptsächlich an kleine gesundheitliche Notfälle und Krankheiten, die schnell und einfach behandelt werden können. Dazu zählen Allergien, Halsschmerzen, Durchfall, Insektenstiche oder Impfungen (Gerste, 2007).

2.2 Entwicklung und Marktsituation „retail clinics"

QuickMedx waren die ersten Einzelhandelskliniken und wurden im Jahr 2000 in Cub Foods Filialen in der Metropolregion Minneapolis – St. Paul gegründet. Diese Ketten wurden 2006 von der Drogeriekette CVS aufgekauft und in den Namen MinuteClinic umbenannt (Iglehart, 2015). Michael Howe, Chef des Unternehmens MinuteClinic, verkündete seine Zielvorgaben: „Ende 2007 werden wir 400 MinuteClinic-Standorte haben, und langfristig erwarten wir angesichts der Nachfrage durch die Konsumenten mehr als 2 500 MinuteClinics in CVS-Läden." (Gerste, 2007). Im August 2008 wurden bereits 982 „retail clinics" in 33 Bundesstaaten in den USA betrieben, wobei sich davon rund 88,4% der Kliniken in städtischen Gebieten ansiedelten (Rudavsky, Pollack, Mehrotra, 2009). Bereits im Dezember 2009 stieg die Anzahl der Kliniken bereits auf schätzungsweise 1177 Einrichtungen (Pollack, 2010). Diese Form der ambulanzähnlichen Gesundheitsversorgung spielte eine stetig wachsende Rolle für das Gesundheitswesen in den Vereinigten Staaten, sodass es 2010 rund 1200 Einzelhandelskliniken gab (Rand Corporation, 2016). Innerhalb von 10 Jahren drängten verschiedene Betreiber von Einzelhandelskliniken auf den US Markt und dominieren bis heute noch die Branche. Wichtige Vertreter dieser Unternehmen sind beispielsweise MinuteClinic (CVS), Healthcare Clinic (Walgreens), die Little Clinic (Kroger Foods), Target Clinic (Target), sowie RediClinic (Rite Aid). Die Abbildung 1 zeigt die größten Betreiber von Einzelhandelskliniken in den USA, deren Anzahl der Standorte, sowie deren Marktanteil. Diese betreiben über Tochtergesellschaften in Geschäften über 1700 Kliniken in den USA. Insgesamt wird die Zahl der Einzelhandelskliniken in den Vereinigten Staaten auf rund 1900 Kliniken geschätzt (Iglehart, 2015). Weitere Schätzungen gingen davon aus, dass die Anzahl der „retail clinics" in den USA weiter steigen wird und dass es bis zum Jahr 2017 bis zu 2800 Kliniken geben wird, bereits doppelt so viele wie 2014. Gründe für dieses Wachstum sind unter anderem ein hoher Komfort für Patienten, eine gute Erreichbarkeit sowie eine klare Preisgestaltung für den Endverbraucher. Im Allgemeinen lässt sich eine Zufriedenheit der Verbraucher bezüglich ihrer Pflegeerfahrungen in „retail clinics" beobachten (Rand Corporation, 2016).

Allerdings befürwortet nicht jeder die rasante Entwicklung von Einzelhandelskliniken in den USA. Die American Medical Association äußerte Bedenken bezüglich der Gewährleistung der Versorgungsqualität in „retail clinics", die Sorge einer Überverschreibung von Antibiotika, sowie einer Störung der bestehenden Patienten-Arzt-Beziehungen. Allerdings weisen Verfechter der Einzelhandelskliniken auf deren Vorteile hin. Sie wollen als Anbieter für einkommensschwache Patienten, sowie Patienten ohne Hausarzt fungieren. Außerdem stellen „retail clinics" eine kostengünstigere Variante für Patienten dar, die sonst in eine teure Notaufnahme gehen würden, sodass durch die Ablösung teurer Notaufnahmen die Ausgaben für das Gesundheitswesen gesenkt werden könnten (Rand Corporation, 2016). Daten der RAND-Analyse aus dem Jahr 2014 geben Aufschluss über die Verteilung der Einzelhandelsklinikstandorte in den Vereinigten Staaten. Wie aus Abbildung 2 zu entnehmen, sind rund 74%, das ist die überwiegende Mehrheit der 2737

Einzelhandelskliniken in den USA, im Süden und mittleren Westen des Landes angesiedelt. Hauptsächlich in den fünf Bundesstaaten Kalifornien, Florida, Illinois, Minnesota und Texas siedelten sich mehr als ein Drittel aller „retail clinics" an. Des Weiteren gibt die Abbildung 3 Aufschluss über die Standorte und die Anzahl der Einzelhandelskliniken in den USA. Weitere Untersuchungen zur geografischen Verteilung ergaben, dass rund 35% der US-Stadtbevölkerung in einem Umkreis von 10-Minuten Fahrtweg von einer Einzelhandelsklinik entfernt wohnt. Außerdem lässt sich beobachten, dass sich „retail clinics" vorwiegend in städtischen und vorstädtischen Gebieten befinden, in denen Bevölkerungsgruppen mit einem höheren Einkommen und einer höheren Dichte weißer Einwohner leben. Lediglich 12,5 % der Kliniken befinden sich in medizinisch unterversorgten Gebieten. CVS und Walgreens sind die Betreiber von etwa drei Viertel aller Einzelhandelskliniken (Rand Corporation, 2016). Allerdings betreibt CVS doppelt so viele „retail clinics" wie sein Hauptkonkurrent Walgreens (Iglehart, 2015). Außerdem betreiben Kroger, Walmart, Target und RiteAid rund 93% aller Einzelhandelskliniken Bundesweit (Rand Corporation, 2016). Marktführer auf diesem Markt ist das in Minneapolis angesiedelte Unternehmen MinuteClinic, welches seine bereits 200. „retail clinic" in Supermärkten in Hartford und Conneticut eröffnete (Gerste, 2007). Als Zahlungsmittel werden unter anderem private Versicherungen, sowie Medicare und Medicaid akzeptiert (Iglehart, 2015).

3.   Leistungsmanagement von „retail clinics"

3.1   Strukturqualität „retail clinics" vs. Arztpraxis

Das Modell von Donabedian zur Beurteilung der Produktion von Gesundheit veranschaulicht, wie das Zusammenspiel verschiedener Ressourcen zur Erhaltung bzw. Verbesserung der Gesundheit der Bevölkerung beiträgt. Einige Systeme des Qualitätsmanagements im Gesundheitswesen orientieren sich an den Arbeiten von Donabedian, der zwischen der Struktur-, Prozess- und Ergebnisqualität unterscheidet (Dietrich, 2019, S. 56). Im Folgenden soll die Strukturqualität anhand der notwendigen Ressourcen in Bezug auf „retail clinics" genauer untersucht und mit einer Arztpraxis in Deutschland verglichen werden. Die Strukturqualität ist die erste der drei Qualitätsdimensionen nach Donabedian, gilt als Voraussetzung und beschreibt somit die Qualität des organisatorischen Rahmens eines Arbeitsprozesses. Zur Erbringung einer medizinischen Dienstleistung sind drei Arten von bereitgestellten Ressourcen notwendig: menschliche, strukturelle und finanzielle

Ressourcen, für die bestimmte Vorgaben bestehen, die zur Leistungserbringung erfüllt sein müssen (Dietrich, 2019, S. 56).

Menschliche Ressourcen

Charakteristisch für die leistungserbringenden Personen von „retail clinics" ist die Betreuung von Krankenschwestern und Arzthelfern, sogenannten „registered nurses" und „physician assisants". In diesem Bereich der paramedizinischen Versorgung gibt es keine ärztliche Kompetenz, besteht keine ärztliche Verantwortung, sowie auch keine ärztliche Haftung. Allerdings besitzen Einzelhandelskliniken in Bezug auf schwere Notfälle einen telefonisch eingerichteten Hintergrunddienst. Dieser Notfalldienst wird dann von einem Arzt geleistet. Nach Einschätzungen von Dr. Douglas Kamerow, ehemaliger stellvertretender Surgeon General würden schwere Notfälle kaum in „retail clinics" behandelt werden: „Die meisten Patienten wissen sehr genau, was diese Kliniken können und was nicht, und nehmen quasi selbst die Triage an sich vor." (Gerste, 2007). Ärztliche Handlungen in „retail clinics" werden durch qualifizierte Krankenschwestern übernommen. Das ist ein Grund dafür nicht an den Kompetenzen des Personals in Einzelhandelskliniken zu zweifeln. Bereits in 23 Bundesstaaten in den USA erlaubt das Gesetz, dass „nurse practitioners" frei und eigenständig Patienten in „retail clinics" behandeln dürfen, wohingegen in den übrigen Staaten eine feste Zusammenarbeit mit einem Arzt oder einer ärztlichen Einrichtung gefordert wird. Allerdings gibt es Kritik seitens ärztlicher Verbände gegenüber Einzelhandelskliniken in Bezug auf die Qualitätssicherung. Retail-Health-Kliniken in Massachussets wurde vorgeworfen, nicht genug für den Infektionsschutz der Patienten zu unternehmen, des Weiteren soll die Behandlung von Kindern unter 2 Jahren durch Retail-Schwestern verboten werden. Außerdem besteht der Verdacht, dass die Supermarkt- oder Drogerieketten möglicherweise Einfluss auf die Verschreibungspraxis der „retail clinics" ausüben würden, dass dem Patienten nicht das medizinisch notwendige Medikament verschrieben wird, sondern eines, mit dem die Supermarktkette wie CVS möglicherweise mehr Umsatz erzielen könnte (Gerste, 2007).

Für die leistungserbringende Person in deutschen Arztpraxen bedarf es zunächst der Erlaubnis im Gesundheitssytem tätig zu werden. Das bedeutet, dass ein ambulant tätiger Arzt zunächst eine Approbation benötigt. Des Weiteren muss dieser ins GKV-System aufgenommen werden, er muss also als Vertragsarzt zugelassen werden, um Leistungen über die GKV abrechnen zu können. Außerdem sind eine abgeschlossene Weiterbildung, sowie eine Niederlassungsmöglichkeit nach Bedarfsplanung Voraussetzungen für einen ambulant tätigen Arzt. Ambulant tätige Ärzte müssen sich demnach regelmäßig fortbilden. Dies gilt als Auflage, um die Abrechnung von Leistungen seitens der GKV sicherzustellen (Dietrich, 2019, S.56-57).

Strukturelle Ressourcen

Retail-Health Kliniken befinden sich innerhalb von Einkaufszentren, Warenhäusern oder Drogeriemärkten in bereits fast allen Bundesstaaten in den USA (Gerste, 2007). Einzelhandelskliniken besitzen einen begrenzten Pflegeumfang. Auf einer Tafel werden alle Dienstleistungen für den Patienten aufgelistet, die man hier erwarten kann bzw. die Indikationen, mit denen man in der Einzelhandelsklinik an der richtigen Adresse ist. Ein Raum mit einer Wartezone, die meist leer ist, macht den Reiz der „retail clinics" für den eiligen Patienten während seines Großeinkaufs aus (Gerste, 2007). Die Zugangs- und Nutzungsmöglichkeiten für nachfragende Kunden sind demnach optimal, da der Fokus der Patientenzentriertheit hier auf der Bequemlichkeit für den Patienten liegt und die Versorgung an verbraucherfreundlichen Standorten erfolgt (Pollack & Mehrotra, 2010). Größere medizinische Indikationen, die nicht in den Versorgungsbereich von Einzelhandelskliniken fallen, werden an andere Anbieter in der Gemeinde weitergeleitet. Üblich sind die elektronischen Gesundheitsakten, welche von Einzelhandelskliniken genutzt werden und evidenzbasierte Richtlinien enthalten (Pollack & Mehrotra, 2010). Bezüglich der Versicherung akzeptieren fast alle „retail clinics" eine Form der privaten Versicherung, oder auch öffentliche Versicherungsoptionen. Damit nun noch mehr Patienten dazu ermutigt werden die Leistungen von Einzelhandelskliniken in Anspruch zu nehmen, wurden die Zuzahlungen für die dort erhältlichen Leistungen reduziert. Grundlegend sind die Preise für alle Behandlungen in „retail clinics" klar definiert und Patienten kennen die Kosten der Versorgung bereits vor ihrem Besuch (Pollack & Mehrotra, 2010). Bezüglich der Koordination der Versorgung unterscheidet man zwischen drei verschiedenen Arten von Modellen. Im Integrierten Modell sind Einzelhandelskliniken im Besitz und werden von bereits bestehenden Gesundheitsdienstleistern betrieben. In Pennsylvania betreibt das Heritage Valley Health System drei Einzelhandelskliniken in Wal-Mart-Filialen, wobei die dort beschäftigen Krankenschwestern Mitarbeiter von Heritage Valley sind. Die Einzelhandelskliniken sind durch eine gemeinsame elektronische Gesundheitsakte mit einer Primärversorgungspraxis und dem größeren Gesundheitssystem verbunden, welche dem Anbieter von „retail clinics" den Zugang zur Krankengeschichte des Patienten verschafft. In diesem Modell werden Einzelhandelskliniken als Erweiterung des Ärztehauses angesehen (Pollack & Mehrotra, 2010). Das zweite Versorgungsmodell, auch Hybridmodell genannt, beschreibt die formale Zusammenarbeit zwischen Einzelhandelskliniken und Arztpraxen in den USA. Die Einrichtungen sind „co-branded", bleiben jedoch getrennte Finanzeinheiten. Ein Beispiel für solch eine Zusammenarbeit wäre die Partnerschaft zwischen Cleveland Clinic und MinuteClinic. Beide Organisationen bewegen sich auf eine gemeinsame elektronische Gesundheitsakte zu (Pollack & Mehrotra, 2010). Im dritten Modell der medizinischen Versorgung, dem unabhängigen Modell, sind Kliniken im Besitz von privaten Unternehmen wie MinuteClinic, Target und TakeCare. Es gibt keine gemeinsame elektronische Gesundheitsaufzeichnung und die Kommunikation mit Primärversorgungsanbietern erfolgt per Fax oder Ausdruck. Die Kommunikation mit dem Hausarzt erfolgt nur von Einzelhandelsklinik zu Arzt, was Sicherheitsprobleme beispielsweise bezüglich der Medikation mit sich bringen kann (Pollack & Mehrotra, 2010).

Im Vergleich dazu stellen deutsche Arztpraxen die erste und wichtigste Anlaufstelle für Patienten mit gesundheitlichen Problemen dar. Diese Institutionen erbringen Therapie und Diagnostik, verordnen Arznei-, Heil- und Hilfsmittel und weisen im Bedarfsfall in ein Krankenhaus ein. Im Vordergrund steht hierbei die ambulante ärztliche Versorgung von Kassenpatienten, da ca. 90% der Bevölkerung in Deutschland gesetzlich versichert ist (Dietrich, 2019, S. 73). Die ambulante vertragsärztliche Versorgung in Deutschland wird grundlegend in die hausärztliche und fachärztliche Versorgung aufgegliedert, wobei Hausärzte als „Lotse im Gesundheitswesen" dem Patienten zur Seite stehen. Zudem haben Patienten in Deutschland die freie Wahl unter den zugelassenen und niedergelassenen Haus- und Fachärzten. Somit besteht kein flächendeckendes Gatekeeping-System (Dietrich, 2019, S. 80). Arztpraxen in Deutschland sind in unterschiedlichen Praxisformen organisiert. Darunter zählen unter anderem die klassische Einzelpraxis, die mit 58% aller Praxen in Deutschland nach wie vor die am häufigsten gewählte Form der Niederlassung ist. Die Gemeinschaftspraxis (BAG) schließt mindestens zwei Ärzte mit gleichen oder verschiedenen Fachrichtungen zusammen. Die Abrechnung erfolgt gemeinsam, sodass diese demnach eine wirtschaftliche und organisatorische Einheit bilden (Dietrich, 2019, S. 74). Weitere Kooperations- und Niederlassungsformen von Arztpraxen in Deutschland sind die Praxisgemeinschaft, die medizinischen Versorgungszentren (MVZ), Jobsharing, Praxisnetze, Anstellungen und die Zusammenarbeit mit Krankenhäusern (Dietrich, 2019, S. 74-77). Deutsche Arztpraxen sind nach § 95 SGB V berechtigt und dazu verpflichtet an der vertragsärztlichen Versorgung der Kassenpatienten teilzunehmen. Deutsche Arztpraxen sind Mitglied einer Kassenärztlichen Vereinigung und haben das Recht Leistungen zu Lasten der GKV abzurechnen. Allerdings besteht eine allgemeine Behandlungspflicht, sowie die Teilnahme am Notdienst (Dietrich, 2019, S. 80).

Finanzielle Ressourcen

In Retail-Health-Kliniken werden einfache und schnelle medizinische Dienstleistungen angeboten, zur Behandlung kleinerer akuter Beschwerden. Diese Kliniken behandeln allerdings nur eine begrenzte Anzahl von gesundheitlichen Problemen und vorbeugenden Maßnahmen. Einzelhandelskliniken wurden außerdem als Alternative für die in den USA kostspielige Notfallversorgung für Notfälle vorgeschlagen (Rand Corporation, 2016). Der Umfang der Dienstleistungen und medizinischen Behandlungen in deutschen Arztpraxen ist in §73 SGB V festgelegt. Beispiele für die Dienstleistungen der vertragsärztlichen Versorgung in Deutschland sind unter anderem die ärztliche Behandlung, die Durchführung von Maßnahmen der Früherkennung von Krankheiten, ärztliche Betreuung bei Schwangerschaft und Mutterschaft, sowie die Verordnung von Arznei-, Heil- und Hilfsmitteln, Krankentransporten, sowie Krankenhausbehandlungen oder Behandlungen in Vorsorge- und Rehabilitationseinrichtungen etc. (Dietrich, 2019, S. 80-81).

3.2 Umfang der Leistungserbringung

Das Angebot der Dienstleistungen in Retail-Health-Kliniken wird für den Patienten auf einer Tafel aufgelistet. Charakteristisch für das Leistungsangebot der „retail clinics" in den USA sind die Behandlungen kleinerer Notfälle. Einzelhandelskliniken werben hauptsächlich damit ausgewählte, häufig auftretende Erkrankungen schnellstmöglich zu behandeln. (Blue Cross Blue Shield Association, 2017, S. 4). Hauptsächlich werden in diesen ambulanzähnlichen Einrichtungen Allergien, Halsschmerzen, Durchfall, Insektenstiche, leichter Sonnenbrand oder Sinusitis behandelt (Gerste, 2007). Aber auch Verdauungsschmerzen, Sodbrennen und Ohrenschmerzen zählen zu den häufigen Krankheitsbildern (Blue Cross Blue Shield Association, 2017). Eine Analyse hat ergeben, dass die geringfügig akuten Erkrankungen mit einer Zahl von 70,07% die Mehrheit aller Fälle ausmachen, die in Einzelhandelskliniken behandelt werden (Blue Cross Blue Shield Association, 2017, S. 4). Außerdem trifft man auf das Angebot Impfungen zu erhalten, wie etwa Grippe Impfungen, Hepatitis A und B, Polio, Tetanus und Diphtherie. Das Dienstleistungsangebot der MinuteClinic, SmartCare, LittleClinic und QuickHealth unterscheiden sich dabei kaum voneinander. Weitere Behandlungen, die in „retail clinics" durchgeführt werden sind die Behandlungen von Übelkeit und Erbrechen, Mononukleose, Bronchitis oder Blasenentzündungen (Gerste, 2007). Neben den akuten Erkrankungen konzentrieren sich „retail clinics" auch auf häufige Verfahren wie Schwangerschaftstests. Die Abbildung 4 veranschaulicht die prozentuale Verteilung der geringfügig akuten Erkrankungen, die in „retail clinics" im Jahr 2015 behandelt wurden. Patienten erhalten Leistungen zu festgelegten Preisen. Die Kosten der Dienstleistungen in Retail-Health-Kliniken sind häufig günstiger als in Notaufnahmen oder Arztpraxen, was das Leistungsangebot in „retail clinics" für den Endverbraucher so attraktiv macht. Einige von Experten begutachteten Studien deuten darauf hin, dass „retail clinics" ihre begrenzten Dienstleistungen mindestens so gut erbringen wie Arztpraxen (Iglehart, 2015). Kamerow, Kolumnist bei British Medical Journal, ist der Meinung, dass Retail-Health-Kliniken einen sinnvollen Service anbieten, von denen konventionelle Praktiker lernen könnten. „In diesem Sinne geben sie einen Anstoß für eine Neuorientierung der Medizin, die besser auf die Bedürfnisse der Patienten eingeht." (Gerste, 2007). Allerdings kündigte Daniel Stein, Direktor für medizinische und klinische Dienstleistungen des Konzernriesen Walmart in Anerkennung einer sich rasch entwickelnden Gesundheitslandschaft ein neue Klinikstrategie die „Walmart Care Clinic" an. Stein ist sich bewusst, dass der Zugang zu grundlegender Primärversorgung eine Herausforderung sein kann. Aus diesem Grund erweiterte er den Umfang der Dienstleistungen seiner Klinken. Ziel ist es Dienstleistungen anzubieten, die von einem Primärversorgungsanbieter erwartet werden, mit Überweisungen an Spezialisten im Bedarfsfall. „Zu den Dienstleistungen gehören Wellness und Vorsorge wie Check-ups und Körperund Behandlung von häufigen Erkrankungen wie Bluthochdruck und hohem Cholesterinspiegel, zusammen mit der grundlegenden Akutversorgung." meinte Daniel Stein (Iglehart, 2015).

Auch CVS will mit seinen HealthHUB-Standorten das „retail clinic" Konzept erweitern und den CVS Health Verbrauchern einen personalisierten, bequemen und integrierten Zugang zur lokalen Gesundheitsversorgung bieten. Das Care Concierge Team soll dabei verschiedene erweiterte Dienstleistungen anbieten. Unter anderem eine Akutversorgung, Ernährungsberatung, sowie chronischem Krankheitsmanagement bei Bluthochdruck, hohen Cholesterinwerten und Typ 2 Diabetes. Eva Boratto, Chief Financial Officer von CVS Health sagte in einer Pressemitteilung: "In Zukunft haben wir auch wirklich spannende Möglichkeiten, Programme und Produkte einzuführen, die die Art und Weise verändern, wie Menschen ihre Gesundheit denken und ansprechen" (Terry, 2019). Robert Wergin, Präsident der American Academy of Family Physicians meinte, dass die wachsende Präsenz von Einzelhandelskliniken auf dem Gesundheitsmarkt anerkannt werde. „Wir sind uns bewusst, dass vielen Patienten derzeit ein Hausarzt fehlt, und wir sind optimistisch, dass Einzelhandelskliniken eine wichtige Rolle dabei spielen können, solche Patienten mit einem Hausarzt in ihrer Gemeinschaft zu verbinden." so Wergin (Iglehart, 2015). Steven Weinberger, Chief Excecutive Officer des American College of Physicians ist der Meinung, „dass eine solche Behandlung – geringfügig und selbstbegrenzt – die Längsverwandtschaft mit einem Arzt ergänzen und nicht ersetzen sollte." (Iglehart, 2015).

4 Kundenmanagement von „retail clinics"

4.1 Zielgruppe von „retail clinics"

Der Großteil der Einzelhandelskliniken ist in wohlhabenderen Wohnviertel angesiedelt, wobei es auch Kliniken in unterversorgten Gebieten gibt. Die Nutzer von Einzelhandelskliniken sind im Vergleich zur Bevölkerung eher nicht versichert und haben keine übliche Versorgungsquelle (Pollack & Mehrotra, 2010). Zu den Gruppen, die Dienstleistungen der Einzelhandelskliniken in den USA am ehesten in Anspruch nehmen, gehören unter anderem jüngere Familien und Menschen, die einen schlechten Zugang zu Gesundheitsdienstleistungen haben, einschließlich nicht versicherter Personen und Minderheiten. Laut der Health Tracking Household Survey des Center for Studying Health System Change besuchten im Jahr 2007 nur 1,2 % der US-Familien eine Einzelhandelsklinik in den letzten 12 Monaten, außerdem gaben lediglich 2,3% der Familien an, jemals eine besucht zu haben (Cohen, 2008). Eine Forscherin der nationalen Studie, die vom Center for Styding Health System Change durchgeführt wurde, sagt: „Während die allgemeine Nutzung von Einzelhandelskliniken bescheiden bleibt, neigen Familien mit unerfülltem medizinischen Bedarf dazu, die Kliniken mehr zu nutzen als der Rest der Bevölkerung" (The Commonwealth Fund, 2008). Auch jüngere Familien in einem Alter von 18-34 Jahren würden mehr als doppelt so oft die Dienste einer Einzelhandelsklinik in Anspruch nehmen als ältere Familien in einem Alter von 50-64 Jahren (The Commonwealth Fund, 2008). Allerdings variiert die Nutzung von Einzelhandelskliniken je nach Saison, Geschlecht und Alter der Patienten. So ergab in einer Untersuchung aus dem Jahr 2015, dass die Häufigkeit der Klinikbesuche bei Frauen um 72% höher war, als die Klinikbesuche der Männer. Demnach nutzen Frauen und junge Erwachsene Einzelhandelskliniken am häufigsten (Blue Cross Blue Shield, 2017). Die Abbildung 5 verdeutlicht, dass junge Erwachsene häufige Nutzer von „retail clinics" sind. Diese besuchen Einzelhandelskliniken nahezu dreimal so häufig wie ältere Patienten, obwohl die ältere Bevölkerung einen höheren Anspruch an Gesundheitsversorgung hat als jüngere Menschen. Saisonale Auffälligkeiten sind, dass rund 42% des Klinikfußverkehrs in Einzelhandelskliniken in den Wintermonaten stattfindet und somit auch die Behandlung kältebedingter Erkrankungen steigt (Blue Cross Blue Shield, 2017). Einzelhandelskliniken sind demnach die beste

Wahl für Patienten, die eine schnelle Behandlung für kleine Erkrankungen suchen. Der Kundenstamm von „retail clinics" reicht also von Eltern mit ihrem erkrankten Kind bis hin zum College-Studenten. Die Erschwinglichkeit der Dienstleistungen in Einzelhandelskliniken, sowie die Bequemlichkeit machen „retail clinics" für ihre Nutzer so interessant und werden immer wieder anderen ähnlichen ambulanten Einrichtungen vorgezogen (Blue Cross Blue Shield, 2017).

4.2 „retail clinics" – Kunde oder Patient?

Angesichts der Tatsache, dass man in Einzelhandelskliniken medizinische Dienstleistungen zu erschwinglichen Preisen und zu geringfügigen Zuzahlungen erhält und somit eine Behandlung gegen die Zahlung von Barmitteln bekommt, könnte man die Verbraucher als Kunden bezeichnen, da diese ja in „retail clinics" medizinische Dienste „einkaufen". Auch durch die zunehmende Ökonomisierung der Einzelhandelskliniken durch deren rasche Verbreitung wird der Verbraucher vermehrt als Kunde angesehen. In diesem Sinne wird die Arzt-Patient-Beziehung bzw. in diesem Fall die Krankenschwester-Patient-Beziehung erweitert, da „retail clinics" durch die Gestaltung ihres Dienstleistungsangebots auf die Erwartungen und Bedürfnisse der Verbraucher eingehen und diese vermehrt berücksichtigt werden. Allerdings hat dies meiner Meinung nach einen negativen Beigeschmack die Verbraucher als Kunden zu betiteln. Vor allen Dingen in der Gesundheitsbranche sollte der Mensch im Fokus stehen und nicht die Wirtschaftlichkeit, die mit medizinischen Dienstleistungen einhergeht. Daher würde ich den Satz auf dem Aushängeschild mit „Liebe Patienten.." beginnen, um den Menschen immer noch das Gefühl zu geben gut aufgehoben zu sein und wir als Betreiber oder Angestellte der „retail clinic" Interesse daran haben durch unser Dienstleistungsangebot den Menschen zu Gesundheit und Wohlbefinden zu verhelfen und nicht nur wirtschaftliches Interesse an Umsatz oder Gewinnen zu haben, um einerseits einen gewissen Standard zu halten und andererseits nicht als „schlechte, schnelle Billiganbieter" in der Gesundheitsbranche abgestempelt zu werden. Der Mensch sollte dabei im Fokus stehen – danach erst das Geld.

4.3 Wettbewerbsvorteilsstrategien in „retail clinics"

Im Gesundheitsbereich ist es sinnvoll, in verschiedenen Wettbewerbssituationen Wettbewerbsstrategien anzuwenden. Diese Strategien zielen darauf ab, sich durch die Orientierung am Kundennutzen gegenüber Konkurrenten abzugrenzen (Dietrich, 2019, S. 113).

Man unterscheidet grundlegend zwischen drei Dimensionen zur Umsetzung von Wettbewerbsvorteilsstrategien: Differenzierungsvorteile, Zeitvorteile und Kostenvorteile (Dietrich, 2019, S. 114). Im nachfolgenden soll erläutert werden, inwiefern bei „retail clinics" die drei Dimensionen von Wettbewerbsvorteilssstrategien umgesetzt werden können.

In Bezug auf die Strategie der Differenzierung können Einzelhandelskliniken sich durch die Schaffung von Leistungsvorteilen und die Erhöhung des Serviceniveaus von anderen Wettbewerbern abheben und die Marktstellung dadurch verbessern (Dietrich, 2019, S. 114). Betrachtet man dabei den Faktor Qualität, können „retail clinics" durch eine freundliche Ausgestaltung der Praxisräume, des Wartezimmers, sowie des Empfangs eine positive Atmosphäre für den Patienten schaffen. Des Weiteren kann das Serviceniveau durch TV/Flachbildfernseher im Wartebereich, Zeitschriften und Magazine für Patienten während der Wartezeit oder auch ein Wasserspender, Kaffe- und Getränkeautomaten erhöht werden. Aufgrund der teilweise mangelnden medizinischen Kenntnisse der Patienten werden zur Beurteilung häufig subjektive, nicht-medizinische Bewertungskriterien herangezogen (Dietrich, 2019, S. 114). Des Weiteren kann eine Differenzierung anhand innovativer Versorgungsaspekte für „retail clincis" wertvolle Wettbewerbsvorteile verschaffen. Insbesondere durch die Überwindung von Sektorengrenzen beispielsweise durch den vermehrten Einsatz elektronischer Gesundheitsakten kann die Kommunikation zwischen Ärztehaus, Krankenhaus oder Primärversorgungsanbieters mit einer „retail clinic" erfolgen, um so einen besseren Informationsfluss in beide Richtungen gewährleisten zu können. In Bezug auf die Generierung von Leistungsprogrammvorteilen können Einzelhandelskliniken den Rahmen ihrer Behandlungszeiten ausweiten, beispielsweise Öffnungszeiten in frühen Morgenstunden, am späten Abend und am Wochenende, oder sogar rund um die Uhr. Somit können bestimmte Zielgruppen erreicht werden, wie etwa berufstätige Menschen. Im Bereich der Kostenvorteilsstrategien können Kostenvorteile für „retail clinics" im Bereich der Selbstzahlerleistungen erreicht werden. So können sich Einzelhandelskliniken beispielsweise durch günstigere Kostenstrukturen, also niedrige Preise für Dienstleistungen einen Wettbewerbsvorteil gegenüber ähnlichen Einrichtungen verschaffen. Zeitvorteile können ebenfalls zur Generierung von Wettbewerbsvorteilen beitragen. So können Einzelhandelskliniken durch ein optimiertes Zeitmanagement in Form von kurzen Wartezeiten für Patienten diese Strategie umsetzen. Des Weiteren können eine hohe Reaktionsschnelligkeit auf Kundenanfragen, sowie auch kurze Behandlungszeiten zufriedenheitssteigernd auf Patienten wirken (Dietrich, 2019, S. 115).

5 Finanzmanagement von „retail clinics"

Im Folgenden wird das Finanzmanagement von „retail clinics" analysiert, wobei hierbei insbesondere auf die Erlössystematik und die Kostenstrukturen eingegangen wird.

5.1 Erlössystematik

Da Einzelhandelskliniken eine immer beliebtere Quelle für die medizinische Versorgung unter der US Bevölkerung einnimmt, wurden die Kosten und die Qualität der Versorgung von „retail clinics" mit denen anderer medizinischer Einrichtungen verglichen (Mehrotra, Liu & Adams, 2009). Die Ergebnisse dieser Untersuchung zeigten, dass die Versorgung in Einzelhandelskliniken günstiger ausfällt, als die Versorgung in einer Notaufnahme oder Arztpraxis (Pollack & Mehrotra, 2010). Eine Untersuchung aus dem Jahr 2015 hat ergeben, dass die Kosten für den Besuch einer Einzelhandelsklinik für die Behandlung einer geringfügig akuten Erkrankung niedriger als beim Besuch einer Arztpraxis und viel niedriger als beim Besuch des Emergency Room (ER) sind. Die durchschnittlichen Out-of-Pocket-Kosten für den Besuch einer Einzelhandelsklinik im Falle einer Atemwegserkrankung beträgt 35 USD. Die gleiche Behandlung würde bei einem Besuch eines Arztes 37 USD und eine Reise zum ER 377 USD kosten (Blue Cross Blue Shield, 2017). Die Abbildung 6 veranschaulicht die Preisgestaltung einer Einzelhandelsklinik im Vergleich zu einer Arztpraxis und einem ER. Des Weiteren hätte ein Drittel der Fälle, die in einem ER behandelt wurden, auch in einer Einzelhandelsklinik behandelt werden können (Blue Cross Blue Shield, 2017). Gründe für die günstige Preisgestaltung in Einzelhandelskliniken gegenüber Arztpraxen oder Notfallabteilungen sind, dass in „retail clinics" einerseits die Gebühren für den Besuch niedriger ausfallen und andererseits weniger Tests durchgeführt werden als in vergleichbaren Einrichtungen (RAND Corporation, 2016). Viele der Einzelhandelskliniken partizipieren außerdem an örtlichen Versicherungssystemen, sodass Patienten in der Regel nur zwischen 10 und 20 USD zuzahlen müssen (Gerste, 2007), was auch Patienten dazu bewegt, häufiger „retail clinics" aufzusuchen (Pollack & Mehrotra, 2010). In fast allen Einzelhandelskliniken werden Formen der privaten Versicherung, sowie öffentliche Versicherungsoptionen als Zahlungsmittel akzeptiert, sowie Medicare und Medicaid (Pollack & Mehrotra, 2010). Für Patienten oder Kunden, die die Behandlung in Einzelhandelskliniken aus der eigenen Tasche bezahlen, sind die Preise klar definiert und dem Kunden sind die Kosten bereits vor dem Besuch in der „retail clinic" bekannt (Pollack & Mehrotra, 2010). Demnach gestaltet sich die Hauptfinanzierungsquelle von Einzelhandelskliniken durch die direkte Bezahlung der Leistungen. Im Durchschnitt braucht eine Klinik zwischen 17 und 23 Besucher pro Tag, um kostendeckend zu arbeiten. Das ist abhängig von der Behandlungsart und der daraus resultierenden Preisentstehung (Scott, 2007, S.11). Dr. Ateev Mehrotra, Associate Professor an der Harvard Medical School und Hilfsforscher bei der RAND Corporation sagte: "Einzelhandelskliniken können sich als wichtiger Standort für die medizinische Versorgung herausbilden, um der steigenden Nachfrage gerecht zu werden, da mehr Menschen nach dem Affordable Care Act versichert werden" (RAND Corporation, 2016). Dieser wurde eingeführt, um die steigenden Kosten in der medizinischen Versorgung in den USA und die hohe Anzahl der nicht krankenversicherten US-Bürger anzugehen (MSH-International).

5.2 Kostenstruktur

Die Kosten für den Betrieb einer Einzelhandelsklinik fallen im Allgemeinen niedriger aus, als die Betriebskosten einer Primärversorgungspraxis, einer Notfallversorgung oder eines Krankenhauses. Personalkosten werden durch die Beschäftigung von Krankenschwestern, Krankenpflegern oder Arzthelfern anstatt eines Arztes niedrig gehalten. Außerdem werden durch die Nutzung kleinerer Praxis- und Behandlungsräume in „retail clinics", sowie eine begrenzte Ausstattung medizinischer und technischer Geräte, Ausrüstungen, Materialien und Zubehör, im Vergleich zu anderen ambulanten Einrichtungen die Betriebskosten gering gehalten (Scott & Leifer, 2011, S.9). Betrachtet man die Vergütung von Krankenschwestern und Krankenpflegern, die in Einzelhandelskliniken beschäftigt werden, lässt sich feststellen, dass die Gehälter niedriger ausfallen, als die von Ärzten. „Nurse practitioners" erhalten ca. 85% der Vergütung, die ein Arzt für die gleiche Behandlung bekommen würde, was allerdings auch von Staat zu Staat unterschiedlich ausfällt (Hwang & Mehrotra, 2013). Das Durchschnittsgehalt einer Krankenschwester einer „retail clinic" war im Jahr 2005 national gesehen $74,812 und in Kalifornien 86,674$ (Bachrach, Frohlich, Garcimonde & Nevitt, 2015, S.9). Retail-Health-Kliniken generieren im Vergleich geringe Umsatzzahlen. Der Bau einer Einzelhandelsklinik kostet zwischen $50,000 und $250,000 ab. Die jährlichen Umsätze bemessen sich auf bis zu $500,000. Die Behandlungskosten variieren je nach Krankheitsfall und befinden sich in der Regel in einer Spanne von $35-$80 (Bachrach, Frohlich, Garcimonde & Nevitt, 2015, S.6). Nach der Errichtung einer „retail clinic" gibt es einmalige Kosten für den Klinikbetreiber, um die Einzelhandelsklinik in Betrieb zu nehmen. Diese Kosten befinden sich in einer Spanne von $20,000-$100,000. Diese variieren stark nach Größe und Ausstattung der Räumlichkeiten, sowie Umfang des Leistungsangebots. Eine kleinere „retail clinic" mit einem einfachen Behandlungsraum würde den Betreiber $25,000 kosten, ein Raum der mehr Behandlungsmöglichkeiten und Ausstattung erlaubt, kostet bis zu $145,000. Im Durschnitt kostet die Ausstattung $50,000 (Bachrach, Frohlich, Garcimonde & Nevitt, 2015).

6 Übertragung des Konzepts „retail clinics" in das Deutsche Gesundheitssystem

6.1 Chancen und Schwierigkeiten einer Übertragung des Konzepts

Im Folgenden soll diskutiert werden welche Chancen und Schwierigkeiten mit einer Übertragung des Konzepts „retail clinics" in das Deutsche Gesundheitssystem einhergehen könnten. Hierzu werden im Anschluss Argumente für und gegen eine Übertragung dieses Konzepts in Deutschland ausführlich diskutiert und auf Grundlage dessen ein Gesamturteil darüber gefällt.

Die Abbildung 7 veranschaulicht den Aufbau des deutschen Gesundheitssystems und das Zusammenspiel aller beteiligten Akteure untereinander. Charakteristisch für das deutsche Gesundheitssystem ist, dass es von vielen Einrichtungen und Akteuren getragen wird und sich selbst verwaltet. Grundlegend ist das Versorgungssystem in Deutschland in drei Bereiche gegliedert: die ambulante Versorgung, der Krankenhaus-Sektor, sowie die ambulanten und stationären Rehabilitations-Einrichtungen. Akteure im Gesundheitssystem sind außerdem Verbände & Interessenvertretungen verschiedener Anbieter und Berufsgruppen, Krankenversicherungen, Einrichtungen der Qualitätssicherung, das Gesundheitsministerium, sowie Patientenorganisationen und Selbsthilfegruppen (IQWiG, 2015, S. 3). Die Bundesrepublik Deutschland wird als sozialer Rechtsstaat angesehen und besitzt ein dichtes Netz der sozialen Sicherung. Die Grundsätze der sozialen Sicherung sind im SGB I aufgeführt. Kernstücke des deutschen Sozialsystems sind die fünf großen Sozialversicherungen, zu der auch die Krankenversicherung gehört (Papathanassiou, 2019, S. 34-35). Im Vergleich zum deutschen Gesundheitssystem gelten die USA als Beispiel Nr. 1, wenn es um Systeme geht, welche auf einer privaten Absicherung der Risiken basieren und die Leistungserbringung an kommerziellen Maßstäben ausgerichtet ist. Je nach

Bundesstaat und Versicherungsstatus existieren in den USA verschiedene Systeme (Papathanassiou, 2019, S. 209).

Chancen

Sicherstellung & Unterstützung flächendeckender medizinischer Grundversorgung

Die Kassenärztlichen Vereinigungen und die Kassenärztliche Bundesvereinigung (KVB) sind dazu verpflichtet, eine flächendeckende, wohnortnahe vertragsärztliche Versorgung der Bevölkerung sicherzustellen und eine Fehlversorgung zu vermeiden. Daher stellt die Bedarfsplanung einen wesentlichen Bestandteil zur Sicherstellung der ambulanten Versorgung dar (Dietrich, 2019, S. 81) Durch die Errichtung von Retail-Health-Kliniken beispielsweise in Einkaufszentren, Supermärkten und Drogerien könnten vermehrt Standorte für die medizinische Grundversorgung der Bevölkerung in Deutschland geschaffen werden. Durch die Ausweitung der Anzahl der Standorte von „retail clinics" zum einen in Ballungsräumen, Großstädten oder Vorstädten und ländlichen Räumen können mehrere Menschen durch ein schnelles, unkompliziertes und nutzerfreundliches Dienstleistungsangebot medizinisch versorgt und dadurch ein Beitrag zur Sicherstellung der ambulanten Versorgung geleistet werden. Vor dem allgemeinen Hintergrund des Ärztemangels, könnte diese Ausweitung der medizinischen Grundversorgung durch „retail clinics" ein nützlicher und sinnvoller Lösungsansatz zur Behebung dieses Problems beitragen. Es ist allgemein bekannt, dass immer weniger Mediziner die unattraktive Lage ländlicher Regionen für ihren Arzt Sitz in Betracht ziehen. Die Gründe hierfür sind verschieden. Zum einen spielen die Budgetierung, eine zunehmende Bürokratisierung, sowie eine schwache Infrastruktur auf dem Land eine wesentliche Rolle für Ärzte sich nicht im ländlichen Raum anzusiedeln. Außerdem schließen manche Ärzte ihre Aus- und Weiterbildungen nicht in den für die flächendeckende ambulante Versorgung notwendigen Fachgebieten ab, sodass die Rund-um-die-Uhr-Versorgung gefährdet werden könnte (Kassenärztliche Bundesvereinigung, 2016). Durch den Einsatz von Einzelhandelskliniken kann dem Ärztemangel entgegengewirkt und die allgemeine medizinische Grundversorgung in ländlichen und städtischen Gebieten sichergestellt werden.

Prävention und Gesundheitsförderung

Betrachtet man nun die Gesundheit der deutschen Bevölkerung, zeigt sich für die Bundesrepublik Deutschland ein stetiger Anstieg der Lebenserwartung seit Beginn der industriellen Revolution. Die Lebenserwartung gilt als Indikator, um den Gesundheitszustand der Bevölkerung und der medizinischen Versorgung abzuschätzen (Morsch, 2019. S. 67).

Vor allen Dingen ist das Thema des demografischen Wandels in Deutschland aktuell. Für Deutschland ist momentan der Prozess der demografischen Alterung bedeutsam (Robert Koch-Institut, 2015). Dieses Phänomen zeichnet sich durch einen nachhaltigen Anstieg der Lebenserwartung der Bevölkerung aus. Vor dem Hintergrund einer steigenden Lebenserwartung steigt auch das individuelle Krankheitsrisiko, sowie das Risiko für chronische Erkrankungen – der sogenannten Multimorbidität. Demnach werden zunehmend altersbedingte Erkrankungen in einer alternden Bevölkerung häufiger auftreten, sodass es zu einem Wandel des Krankheitsspektrums kommt, welcher durch das Gesundheitssystem bewältigt werden muss (Robert Koch-Institut, 2013). An dieser Stelle ist die Wichtigkeit der Prävention und Gesundheitsförderung der Bevölkerung zu nennen, die darauf abzielt Krankheiten zu vermeiden und die Gesundheit zu stärken (Bundesministerium für Gesundheit, 2018). Mit dem Präventionsgesetz vom 25. Juli 2015 hat der Gesetzgeber Krankenkassen dazu verpflichtet Leistungen zur verhaltensbezogenen Prävention, sowie zur Gesundheitsförderung und Prävention in Lebenswelten und Betrieben zu initiieren und zu finanzieren. Grundlage bildet der Leitfaden Prävention (Morsch, 2019, S. 127). Durch den gezielten Einsatz von Einzelhandelskliniken zur Ergänzung des Gesundheitssystems in Deutschland können Ziele der Prävention und Gesundheitsförderung schneller erreicht werden. Demnach könnten Einzelhandelskliniken einen wertvollen Beitrag zur primären Prävention, der Verhinderung und Vermeidung von Erkrankungen und vor allen Dingen zur sekundären Prävention, der frühzeitigen Erkennung von Erkrankungen leisten. Durch die Ermöglichung von regelmäßigen ärztlichen Gesundheits-, Vorsorge- und Früherkennungsuntersuchungen können gesundheitliche Risiken und Belastungen, sowie erste Anzeichen von Erkrankungen frühzeitig erkannt werden. Außerdem können in „retail clinics" Schutzimpfungen zur Vermeidung von Infektionskrankheiten durchgeführt werden und empfohlene Auffrischimpfungen angeboten werden (Bundesministerium für Gesundheit, 2018).

Schwierigkeiten

Sektorale Untergliederung und Fragmentierung

Die sektorale oder auch fragmentierte Versorgung gilt für Experten als ein zentrales Problem des deutschen Gesundheitswesens. Sektorale Untergliederung beschreibt, dass unterschiedliche Formen der medizinischen Versorgung in getrennten Teilsystemen organisiert sind (Dietrich, 2019, S. 19). Leistungserbringung und Finanzierung der Regelversorgung sind betroffen. Dazu zählt die stationäre medizinische Versorgung, die ambu-

lante medizinische Versorgung, die Rehabilitation, die ambulante und stationäre pflege-
rische Versorgung, welche jeweils getrennt organisiert sind. Diese Einrichtungen verfügen demnach über unterschiedliche Leistungskataloge, Vergütungssysteme- und Prinzi-
pien, sowie unterschiedliche Versorgungsstrukturen (Dietrich, 2019, S. 20). Würde man
demnach das Konzept der „retail clinics" aus den USA in das deutsche Gesundheitssystem übertragen, wäre diese Einheit auch getrennt organisiert und würde über eigene Versorgungsstrukturen verfügen. Durch eine vermehrte Spezialisierung, Qualifizierung und
Ausdifferenzierung der einzelnen Professionen kommt es zu einer stärkeren Fragmentierung der arbeitsteilig organisierten Gesundheitsversorgung und die Zusammenarbeit erfolgt nur unzureichend, sodass es vermehrt zu doppelten Untersuchungen und Behandlungen kommt (Dietrich, 2019, S. 20). Eine hohe Rate von vermeidbaren Krankenhaus-
aufnahmen ist ein Beleg für die starke Fragmentierung ambulanter und stationärer Versorgung. Das belegt der Report, der von der EU Kommission zusammen mit der OECD
und dem European Observatory on Health Systems and Policies erstellt wurde. So würden
Diabetiker wegen ihrer Erkrankung öfter in Kliniken aufgenommen werden, als in anderen europäischen Ländern, obwohl sie sich hätten ambulant behandeln lassen können
(Ärzte Zeitung, 2019). Demnach ist die Koordination von Untersuchungs- und Behandlungsschritten zwischen den verschiedenen Sektoren unzureichend. Man möchte umfas-
senden Behandlungskonzepten besser gerecht werden, durch beispielsweise integrierte
Versorgungskonzepte, die verschiedene Leistungserbringer im Gesundheitswesen mitei-
nander vernetzen, um Patienten besser sektorenübergreifend behandeln zu können und
somit teure Doppel- und Mehrfachuntersuchungen zu vermeiden. Dadurch ergeben sich
eine Effizienzsteigerung, sowie eine Kosteneinsparung für das Gesundheitssystem (Dietrich, 2019, S. 20-21). Durch die Einführung der Behandlungsmöglichkeiten in Einzelhandelskliniken und die damit verbundene Einführung eines neuen Versorgungssektors,
würde die Koordination von Untersuchungen und einzelnen Behandlungsschritten verschiedener Sektoren nur noch mehr erschweren. Die Übersicht und Kontrolle einer Behandlung eines Patienten über einen längeren Zeitrahmen hinweg würde durch das Konzept der „retail clinics" in Deutschland zusätzlich behindert werden. Daher stehen bevor-
zugt Maßnahmen zum Aufbau umfassender Behandlungskonzepte im Vordergrund.

Finanzierung, Vergütung und Preisgestaltung

In Deutschland ist man dazu verpflichtet eine Krankenversicherung abzuschließen. Von
den Menschen sind ungefähr 90% gesetzlich krankenversichert und ca. 10% haben eine
private Versicherung. Ein weiteres Merkmal des deutschen Gesundheitssystems ist die

Untergliederung der Ärzteschaft in die ambulante und stationäre Versorgung. In Deutschland greift im Rahmen der gesetzlichen Krankenversicherung das Sachleistungsprinzip, bei dem der Patient durch Beitragszahlungen an die Krankenkassen das Recht der Behandlung erwirbt und Ärzte mit den Krankenkassen die ärztlichen Leistungen abrechnen. Durch die Schnittstelle der Kassenärztlichen Vereinigungen, Interessenvertreter der Vertragsärzte, erhalten diese ihrer Honorare (Thieme Verlag, 2020). Der Patient hat also im Regelfall keine Einsicht in die von ihm verursachten Kosten. Als Grundlage der Vergütung von erbrachten Leistungen an gesetzlich Versicherte wird der Einheitliche Bewertungsmaßstab (EBM) als Honorarermittlung in der vertragsärztlichen Versorgung herangezogen (Dietrich, 2019, S. 139). Der GKV Spitzenverband, sowie die Kassenärztliche Bundesvereinigung (KBV) verhandeln über Preis und Menge der Gesamtvergütung für die ambulante Versorgung der Versicherten (Dietrich, 2019). Niedergelassene Vertragsärzte werden nach einem komplexen System honoriert. Demnach wäre zu klären inwiefern die Vergütung medizinischer Leistungen in einer Retail-Health-Klinik aussehen würde, wenn dieses Konzept in das deutsche Gesundheitssystem übertragen werden würde. Außerdem müsste geklärt werden, ob dieses Konzept überhaupt in das deutsche Gesundheitssystem integriert werden kann und wie genau diese Kliniken finanziert werden können. Würden „retail clinics" gesetzliche und private Krankenversicherungen zur Abrechnung ihrer Leistungen akzeptieren können? Und würde in solchen Einrichtungen das Sachleistungsprinzip greifen können? Eine freie Preisgestaltung medizinischer Dienstleistungen ist in Deutschland nicht möglich, da diese für gesetzlich und privat versicherte Patienten durch den einheitlichen Bewertungsmaßstab (EBM), sowie der Gebührenordnung für Ärzte (GoÄ) festgelegt ist. Außerdem wird durch das Regelleistungsvolumen (RLV) Mengenbegrenzungseffekte in das Vergütungssystem eingebaut (Dietrich, 2019, S. 140-142). Schaffung von Wettbewerbsvorteilen gegenüber anderen ambulanten Einrichtungen durch die Strategie der Kostenvorteile wäre somit nicht umsetzbar, da die Abrechnung der Dienstleistungen im deutschen System über die Krankenkassen erfolgt. Daher müsste für die Integration des Konzepts einer „retail clinic" in Deutschland ein Vergütungssystem entwickelt werden, das umsetzbar ist. Denn kennzeichnend für das Konzept der Einzelhandelskliniken in den USA ist der Erwerb günstiger medizinischer Behandlungen durch die Zahlung von festgelegten Preisen, was so im deutschen Gesundheitssystem nicht üblich ist.

Durch die Integration des Konzept der „retail clinics" in das deutsche Gesundheitswesen könnte der Sicherstellungsauftrag der medizinischen Versorgung flächendeckender gewährleistet werden. Die Errichtung von Einzelhandelskliniken würde außerdem einen positiven Beitrag bezüglich der Prävention und Gesundheitsförderung der Bevölkerung leisten. Allerdings gestaltet sich die effiziente Zusammenarbeit und Koordination mit anderen medizinischen Einrichtungen und Sektoren als schwierig aufgrund der sektoralen Fragmentierung. Zudem müsste geklärt werden, inwiefern die Vergütung ambulanter medizinischer Leistungen in „retail clinics" aussehen würde, angesichts des hochkomplexen Vergütungssystems im deutschen Gesundheitswesen.

6.2 Interessierte Akteure an der Umsetzung dieses Klinikkonzepts in Deutschland

Des Weiteren werden nun verschiedene Akteure , die an der Umsetzung eines solchen Klinikkonzepts in Deutschland Interesse haben könnten genannt und deren Motive erläutert.

Die deutschen Bürger und Patienten zählen zur ersten Gruppe interessierter Akteure. Durch den Einsatz von Einzelhandelskliniken in deutschen Supermärkten und Einkaufszentren, könnten die deutschen Bürger einfach, schnell und bequem medizinische Dienstleistungen und Behandlungen ohne lange Wartezeiten und feste Termine in Anspruch nehmen. Durch die erweiterte Anlaufstelle der „retail clinics" würde die flächendeckende Grundversorgung der Bevölkerung besser sichergestellt werden.

Weitere Interessensgruppen an dem Konzept der „retail clinics" stellen Haus-, Fachärzte und Krankenhäuser dar. Ambulant tätige Ärzte und stationäre Einrichtungen wie Krankenhäuser könnten durch die Errichtung der „retail clinic" Standorte entlastet werden. Es könnte eine Aufgabenverteilung in akute und weniger akute Erkrankungen vorgenommen werden. Die weniger akuten Erkrankungen könnten in Einzelhandelskliniken schnell und unkompliziert behandelt werden und Notfalleinrichtungen und Krankenhäuser könnten sich besser auf die wirklich schwerwiegenden Erkrankungen fokussieren.

Ein weitere Gruppe, die an der Umsetzung des Konzept der „retail clinics" in Deutschland Interesse haben könnten, sind die Apotheken und die Pharmaindustrie. Dadurch, dass in Einzelhandelskliniken einfache medizinische Behandlungen durch die Verschreibung von Arzneimitteln durchgeführt werden, die der Patient in Apotheken erhält, steigt an dieser Stelle die Nachfrage nach diesen Produkten, sodass die Pharmaindustrie mehr Umsätze mit der Herstellung neuer Arzneimittel generiert. Die deutsche Gesundheitspolitik stellt einen weiteren wichtigen Akteur dar, der an der Umsetzung des Konzepts von Einzelhandelskliniken in Deutschland interessiert sein könnte. Zu den zentralen Aufgaben gehören hier unter anderem die Infrastruktur der Bundesrepublik Deutschland so zu gestalten, dass eine größtmögliche Gesundheitserhaltung bzw. Volksgesundheit gewährleistet ist. Durch die Umsetzung des Konzepts der „retail clinics" in das deutsche Gesundheitssystem würde eine auf die Gesundheit ausgerichtete Gestaltung des Landes erfolgen (DocCheck, 2017).

6.3 Vergleichbare Konzepte in Deutschland

Konzepte wie das Retail-Health-Konzept mit Standorten in deutschen Supermärkten und Einkaufszentren, in denen Krankenschwestern und Krankenpfleger medizinische Behandlungen am Patienten durchführen, gibt es so in Deutschland bisher nicht. Allerdings ist in Deutschland eine flächendeckende gesundheitliche Versorgung in vielen Regionen bereits bedroht. Ursachen dafür können Überalterung der Hausärzte, Nachwuchsprobleme im hausärztlichen Bereich und die Zunahme multimorbider Patienten mit hohem Versorgungsbedarf sein. Daher sind zur langfristigen Sicherung der Primärversorgung der Deutschen innovative Ideen gefragt. Durch das Projekt *Innovative Gesundheitsmodelle*, das im Rahmen von der Robert Bosch Stiftung gefördert wird, werden innovative Ansätze und Modelle für solche Konzepte in einer Datenbank gesammelt und auf der Homepage www.innovative-gesundheitsmodelle.de veröffentlicht (Deutsches Netzwerk Versorgungsforschung e.V., 2013). Beispiele für innovative Modelle sind unter anderem das DORV-Zentrum („Dienstleistung und Ortsnahe Rundum-Versorgung"). In diesem Zentrum in Jülich-Barmen werden Lebensmittel, Dienstleistungen, soziale / medizinische Versorgung, Kommunikationsmöglichkeiten etc. an einem zentralen Ort für alle Bürger angeboten. Ein weiteres Modell der innovativen medizinischen Versorgung sind Filialpraxen. Diese sind Eigeneinrichtungen der KV nach §105, Absatz 1 SGB V. Diese sollen versorgungsrelevante Praxen ersetzen, die in unterversorgten oder dünn besiedelten Regionen weggefallen sind. Außerdem sollen diese Praxen den erhöhten Versorgungsbedarf decken, der mit den gängigen Formen der vertragsärztlichen Versorgung nicht gedeckt werden konnte. Auch das Gesundheitshaus Mirow bietet medizinische, gesundheitstouristische, sowie präventive Leistungen für die Bürger, als auch für Urlauber an. Durch das flexible Konzept des Raum- und Timesharing Ansatzes können unterschiedlichste Akteure das Gesundheitshaus für ihre Angebote nutzen (Innovative Gesundheitsmodelle, 2018). In Deutschland existieren demnach bereits schon vergleichbare innovative Ansätze von Klinik- und Gesundheitsmodellen, die meist auf der Grundlage von Kooperationen, Zusammenschlüssen und der Vernetzung unterschiedlicher Akteure beruhen.

7 Literaturverzeichnis

Dietrich, M. (2019). *Studienbrief Gesundheitsmanagement 2 – Geschäftsmodellansatz* (rev.22.027.000). Saarbrücken: Deutsche Hochschule für Prävention und Gesundheitsmanagement.

Dietrich, M. (2019). *Studienbrief Gesundheitsmanagement 2 – Leistungsmanagement in Arztpraxen* (rev.22.027.000). Saarbrücken: Deutsche Hochschule für Prävention und Gesundheitsmanagement.

Dietrich, M. (2019). *Studienbrief Gesundheitsmanagement 2 – Finanzmanagement in Arzpraxen* (rev.22.027.000). Saarbrücken: Deutsche Hoschule für Prävention und Gesundheitsmanagement.

Anonym, (2016). *Das Geschäftsmodell Retail Clinics*. Zugriff am 11.09.2020. Verfügbar unter https://www.grin.com/document/354647

Gerste, R. (2007). *Retail Health Clinics – Medizin aus dem Supermarkt*. Zugriff am 11.09.2020. Verfügbar unter https://www.aerzteblatt.de/archiv/57122

Iglehart, J. (2015). *Die Expansion von Einzelhandelskliniken – Corporate Titans vs. Organized Medicine*. Zugriff am 14.09.2020. Verfügbar unter https://www.nejm.org/doi/full/10.1056/NEJMp1506864

Rudavsky, R., Pollack, C. & Mehrotra, A. (2009). *Geografische Verteilung, Eigentum, Preise und Praxisumfang in Einzelhandelskliniken*. Zugriff am 14.09.2020. Verfügbar unter https://www.rand.org/pubs/external_publica tions/EP20090913.html

Pollack, C. & Mehrotra, A. (2010). *Das Wachstum der Einzelhandelsklniken und des Ärztehauses: Zwei Trends im Konzert oder im Konflikt?* Zugiff am 14.09.2020. Verfügbar unter https://www.healthaffairs.org/doi/10.1377/hlthaff.2010.0089

Rand Corporation, (2016). *Die sich entwickelte Rolle von Einzelhandelskliniken.* Zugriff am 14.09.2020. Verfügbar unter

https://www.rand.org/pubs/research_briefs/RB9491-2.html

Dietrich, M. (2019). *Studienbrief Gesundheitsmanagement 2 – Einführung in das Leistungsmanagement in Organisationen des Gesundheitswesens. Modell zur Beurteilung der Produktion von Gesundheit* (rev.22.027.000). Saarbrücken: Deutsche Hochschule für Prävention und Gesundheitsmangement.

Blue Cross Blue Shield Association. [BCBS]. (Hrsg.). (2017). *The Health of America Report. Retail clinic visits increase despite use lagging among individually injured Americans.* Zugriff am 17.09.2020. Verfügbar unter:

https://www.bcbs.com/sites/default/files/file-attachments/health-of-america-report/BCBS.HealthOfAmericaReport.Retail.pdf

Cohen, R. (2008). *Checking Up on Retail Based Health Clinics: Is the Boom Ending?* Zugriff am 17.09.2020. Verfügbar unter

https://www.commonwealthfund.org/publications/issue-briefs/2008/dec/checking-retail-based-health-clinics-boom-ending

The Commonwealth Fund. (2008). *Die Nutzung von Einzelhandelskliniken für amerika-Nische Familien bleibt bescheiden.* Zugriff am 17.09.2020. Verfügbar unter

https://www.commonwealthfund.org/press-release/2008/american-families-use-retail-based-health-clinics-remains-modest

Blue Cross Blue Shield. (2017). *Einzelhandelskliniken bequem, müssen aber noch breiter aufholen.* Zugriff am 17.09.2020. Verfügbar unter

https://www.bcbs.com/the-health-of-america/articles/retail-clinics-convenient-still-need-catch-more-widely

Terry, K. (2019). *Wie man mit Einzelhandelskliniken konkurriert.* Zugriff am 18.09.2020 Verfügbar unter

https://www.medicaleconomics.com/view/how-compete-retail-clinics

Mehrotra, A., Liu, H. & Adams, J. (2009). *Vergleich von Kosten und Qualität der Versorgung in Einzelhandelskliniken mit denen anderer medizinischer Einstel-Lungen für 3 häufige Krankheiten.* Zugriff am 21.09.2020. Verfügbar unter https://www.acpjournals.org/doi/10.7326/0003-4819-151-5-200909010-00006

RAND Corporation. (2016). *Einzelhandelskliniken können medizinische Ausgaben Erhöhen anstatt Kosten zu senken.* Zugriff am 21.09.2020. Verfügbar unter https://www.rand.org/news/press/2016/03/07.html

Rudavsky, R. & Mehrotra, A. (2009). *Geografische Verteilung, Eigentrum, Preise Und Praxisumfang in Einzelhandelskliniken.* Zugriff am 21.09.2020. Verfügbar unter https://pubmed.ncbi.nlm.nih.gov/19721019/#&gid=article-figures&pid=figure-1-uid-0

Scott, M. K. (2007*). Health Care In The Express Lane: Retail Clinics Go Mainstream. California Health Foundation.* Zugriff am 22.09.2020. Verfügbar unter http://www.chcf.org/~/media/MEDIA%20LI-BRARY%20Files/PDF/PDF%20H/P   DF%20HealthCareInTheExpress-LaneRetailClinics2007.pdf

MSH International. *Alles über „Affordable Care Act".* Zugriff am 21.09.2020. Verfügbar Unter https://www.msh-intl.com/de/europa/einzelpersonen/aca-definition.html

Scott, M. K. & Leifer, J. (2009). *The FQHC Guide and Toolkit for Retail Health Care Key Strategic, Business, Operational, and Legal Considerations.* Zugriff am 22.09.2020. Verfügbar unter https://www.pdffiller.com/jsfiller-desk14/?request-Hash=4610f51ffbb74f59190a113ae72f627f7ca9f064aad23bff1aba3a2c56dee7ac&projectId=543032385#51ee1099561e05f88f58b80bffbb67fb

Hwang, J. & Mehrotra, A. (2013). *Why Retail Clinics Failed To Transfer Healthcare.* Zugriff am 22.09.2020. Verfügbar unter https://hbr.org/2013/12/why-retail-clinics-failed-to-transform-health-care

Bachrach, D., Frohlich, J., Garcimonde, A. & Nevitt, K. (2015). *Building a Culture of Health. The Value Propostion of Retail Clinics.* Zugriff am 22.09.2020. Verfügbar unter http://www.rwjf.org/content/dam/farm/reports/issue_briefs/2015/rwjf419415

FAU, Friedrich-Alexander-Universität. (2019). *HiWi-Stelle für die Lehre – Aufbau moderner Lehrmethoden für die eHealth-Vorlesung.* Zugriff am 23.09.2020. Verfügbar unter https://www.imi.med.fau.de/2019/08/hiwi-stelle-fuer-die-lehre-aufbau-moderner-lehrmethoden-fuer-die-ehealth-vorlesung/

IQWiG, Institut für Qualität und Wirtschaftlichkeit im Gesundheitswesen. (2015). *Gesundheitsversorgung in Deutschland.* Zugriff am 23.09.2020. Verfügbar unter https://www.gesundheitsinformation.de/das-deutsche-gesundheitssystem.2698.de.html?part=einleitung-co

Papathanassiou,V. (2019). *Gesundheitsmanagement 1 – Sozialleistungen und ihre Finanzierung.* (rev.22.026.000.). Saarbrücken: Deutsche Hochschule für Prävention und Gesundheitsmanagement

Kassenärztliche Bundesvereinigung. (2016). *Ärztemangel.* Zugriff am 23.09.2020. Verfügbar unter https://www.kbv.de/html/themen_1076.php

Morsch, A. (2019). *Studienbrief Prävention und Gesundheitsmanagement – Lebenserwartung und Todesursachen.* (rev.22.014.000). Saarbrücken: Deutsche Hochschule für Prävention und Gesundheitsmanagement

Robert Koch-Institut. (2015). *Gesundheit in Deutschland. Gesundheitsberichterstattung Des Bundes.* Zugriff am 23.09.2020. Verfügbar unter https://www.rki.de/DE/Content/Gesundheitsmonitoring/Gesundheitsberichterstattung/GBEDownloadsGiD/2015/09_gesundheit_in_deutschland.pdf;jsessionid=BC3A65AF77199F0A26037F23B3244895.internet082?__blob=publicationFile

Robert Koch-Institut. (2013). *Demografischer Wandel.* Zugriff am 23.09.2020 Verfügbar unter https://www.rki.de/DE/Content/Gesundheitsmonitoring/Themen/Demografischer_Wandel/Demografischer_Wandel_node.html

Bundesministerium für Gesundheit. (2018). *Gesund bleiben: Prävention und Gesundheitsförderung.* Zugriff am 23.09.2020. Verfügbar unter https://www.bundesgesundheitsministerium.de/krankenversicherung-praevention.html

Ärzte Zeitung. (2019). *Versorgung in Deutschland zu fragmentiert.* Zugriff am 23.09.2020. Verfügbar unter https://www.aerztezeitung.de/Politik/Versorgung-in-Deutschland-zu-fragmentiert-405078.html

Thieme Verlag. (2020). *Strukturen des deutschen Gesundheitssystems.* Zugriff am 23.09.2020. Verfügbar unter https://viamedici.thieme.de/lernmodul/552649/subject/psychologie+und+soziologie/patient+und+gesundheitssystem/strukturen+des+deutschen+gesundheitssystems#01H062.155

Deutsches Netzwerk Versorgungsforschung e.V. (2013). *Innovative Gesundheitsmodelle.* Zugriff am 24.09.2020. Verfügbar unter https://www.egms.de/static/en/meetings/dkvf2013/13dkvf298.shtml

Innovative Gesundheitsmodelle. (2018). *Modellschwerpunkt Medizinische Versorgung.* Zugriff am 24.09.2020. Verfügbar unter http://www.innovative-gesundheitsmodelle.de/modelle?p_p_id=101_INSTANCE_ubf7syrf6E2N&p_p_lifecycle=0&p_p_state=normal&p_p_mode=view&p_p_col_id=column-3&p_p_col_count=1&_101_INSTANCE_ubf7syrf6E2N_delta=5&_101_INSTANCE_ubf7syrf6E2N_keywords=&_101_INSTANCE_ubf7syrf6E2N_advancedSearch=false&_101_INSTANCE_ubf7syrf6E2N_andOperator=true&p_r_p_564233524_categoryId=12348&p_r_p_564233524_resetCur=false&cur=3

DocCheck. (2017). *Gesundheitspolitik.* Zugriff am 24.09.2020. Verfügbar unter https://flexikon.doccheck.com/de/Gesundheitspolitik

8 Abbildungs- und Tabellenverzeichnis

8.1 Abbildungsverzeichnis

Retail Clinic	Number of sites	Market Share	Health System Affiliations[41]
CVS MinuteClinic	901	50%	47
Walgreens Healthcare Clinic	437	24%	6
Kroger Little Clinic	140	8%	4
Walmart Retail Clinics	103	6%	46
Target Clinic	80	4%	2
RiteAid RediClinic	30	2%	3

Abbildung 1: „retail clinics": Unternehmen, Standorte und Marktanteil (Bachrach, Frohlich, Garcimonde & Nevitt, 2015, S.8)

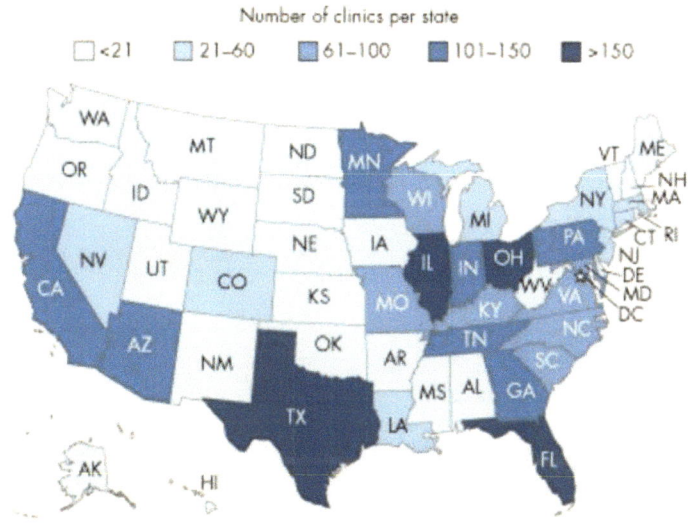

Abbildung 2: U.S. Retail Clinics sind im Süden und mittleren Westen der Vereinigten Staaten konzentriert (Rand Corporation, 2016)

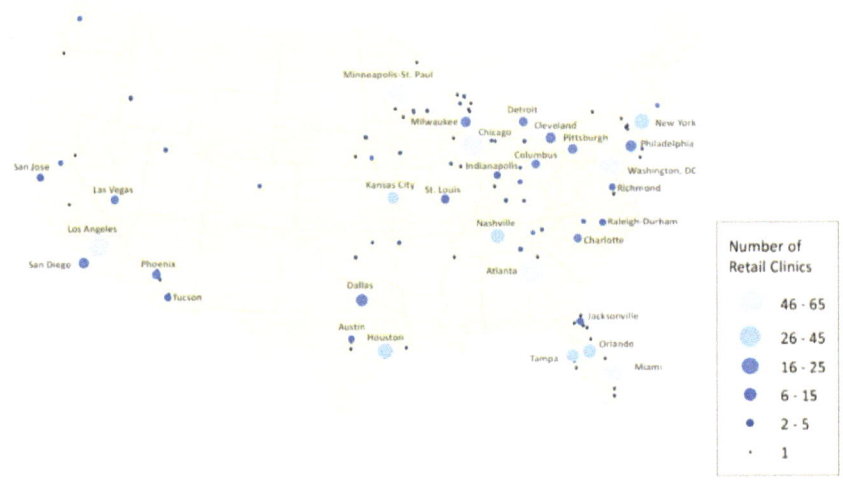

Abbildung 3: Standorte und Anzahl der Einzelhandelskliniken in den USA (Rudavsky & Mehrotra, 2009)

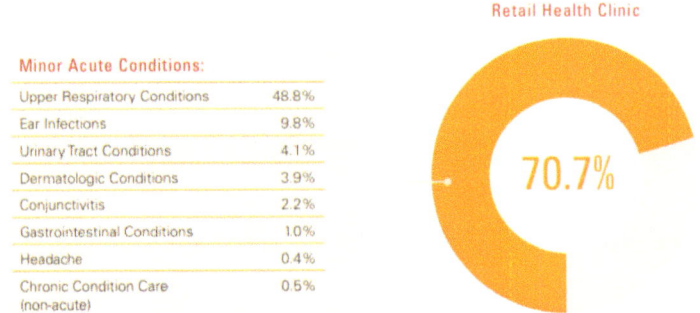

Abbildung 4: Variety of Minor Health Issues (Blue Cross Blue Shield Association, 2017, S. 4)

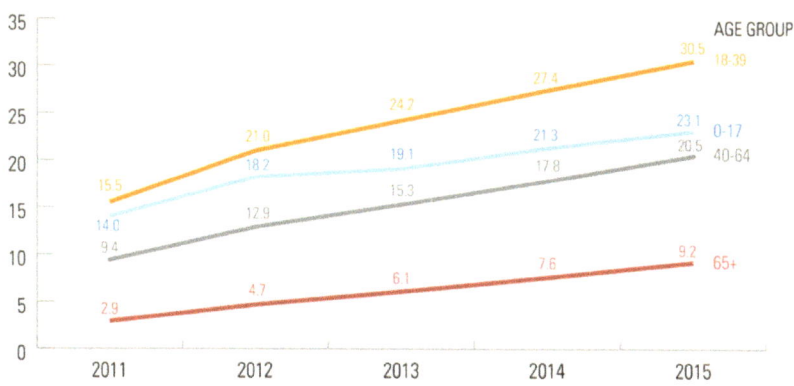

Abbildung 5: Nutzungsverteilung von Einzelhandelskliniken nach Alter (Blue Cross Blue Shield, 2017)

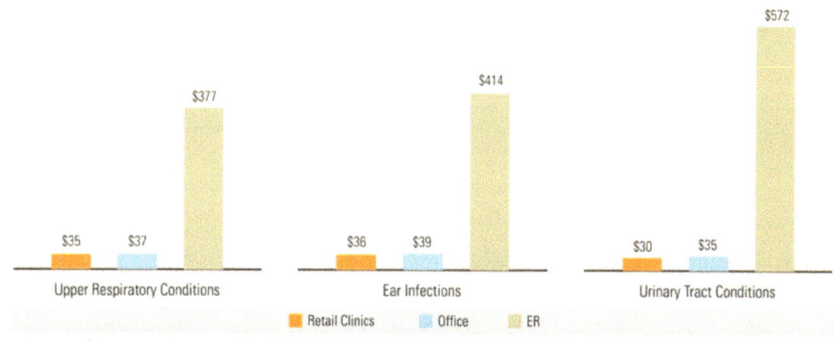

Abbildung 6: Out-of-Pocket-Kosten im Vergleich: Retail Clinics, Arztpraxis, ER (Blue Cross Clue Shield, 2017)

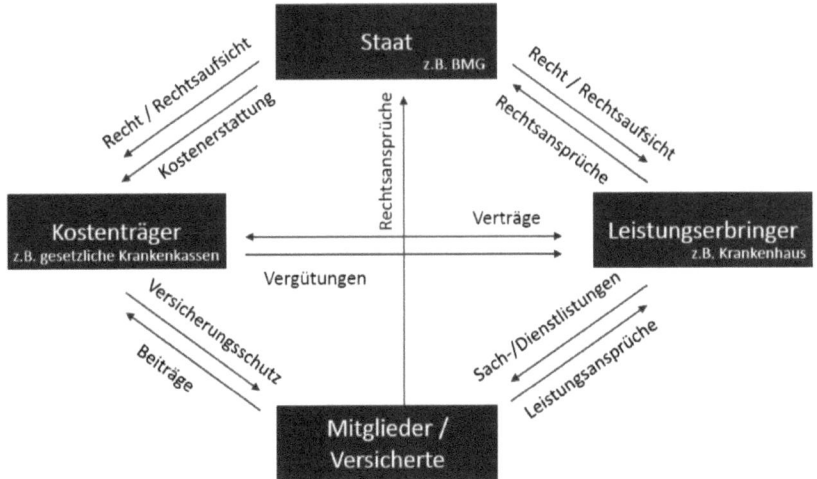

Abbildung 7: Zusammenspiel der Akteure des Deutschen Gesundheitswesens (FAU, 2019)